NÃO É FRESCURA, É DEPRESSÃO

21 Métodos para se Livrar da Depressão

Márcio Rogério Francisco

Autor

Márcio Rogério Francisco

Revisão de Textos

Vera Lúcia Dias dos Santos Augusto

AGRADECIMENTOS

Agradeço especialmente a Deus por me permitir passar pelo vale da sombra da morte e poder voltar para mostrar as pessoas que existe uma saída.

Agradeço minha grande amiga Ivete Medeiros Gomes, que teve uma participação muito especial na produção desse livro, contribuindo para propagar ajuda a quem precisa.

Agradeço ao Esplanada Thermas Park, cujo os proprietários tão gentilmente me receberam e apoiaram de forma significativa para que esse livro proporcione a ajuda tão necessária.

Agradeço a Vera Lucia Dias dos Santos Augusto, que prontamente se dedicou e me ajudou na finalização desse livro.

Enfim, o meu muito obrigado a todos.

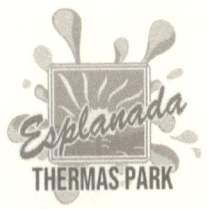

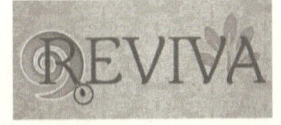

Dedico esse livro a minha esposa Carla e minha filha Alice

que sempre foram a luzes que me mostraram o camimho

Márcio Francisco

SUMÁRIO

Apresentação

Este livro é fruto de uma inspiração durante uma caminhada, com o intuito de melhorar a minha qualidade de vida. Sempre tive vontade de ajudar as pessoas, mas nunca imaginei que, em um determinado tempo da minha vida quem precisaria de ajuda seria eu. Considerava-me uma pessoa feliz e de bem com a vida, mas em algumas ocasiões, o desânimo sem explicação tomava conta da minha alma. Sempre associe esses momentos a uma atividade profissional estressante. A motivação estava condicionada à chegada do final de semana, que era bastante comemorado, mas que perdia o sentido na tarde de domingo.

O sacrifício da segunda-feira tornava-se cada vez maior e a vontade de não retornar as atividades cotidianas crescia dentro do meu peito, transformando em angústia e desespero.

Dia após dia, as atividades se tornavam cada vez mais desinteressante e a quantidade de energia que eu precisava liberar para me manter em pé era enorme, até o momento que meu corpo pedia mais, mas meu estoque energético havia chegado ao fim e não consegui mais resistir às pressões impostas pela situação que eu mesmo criei.

. A atenção ao corpo físico que estava padecendo me levando às inúmeras vezes ao posto de saúde, tirou a atenção da minha mente fragilizada, até que os famosos ataques começaram a aparecer: ataques de ansiedade, ataques de pânico, ataques de sensação de morte. A vida perdeu o sentido e a semente da vontade de sair desse mundo começou a germinar na mente que já estava se preparando para isso.

A depressão já havia se instalado há muito tempo no meu subconsciente e agora manifestava majestosa, destruindo tudo de bom que havia na minha mente como um furacão classe 5. Aos poucos levou tudo que eu havia construindo com muito esforço e naturalidade: alegria, esperança, desejos, sonhos, respeito, admiração, fé, vida!

O poço em que eu caía, não tinha fim. Apenas a queda livre. Um buraco negro dentro do cérebro que sugava a mente, deixando um vazio sem explicação. A semente que, antes germinava, já se tornava árvore e o desejo de colocar o fim naquilo tudo já estava fortalecido. Sabia que não tinha mais saída e que era a única alternativa.

Quando tudo estava para acabar e o último fio que ligava o corpo a alma estava para se romper, fiz a única coisa que me restava: supliquei ajuda! Não sei quanto tempo durou aquela oração que vinha do coração. Não sei quantas lágrimas desceram pela face. Mas parecia estar dando certo.

Senti bater no fundo do poço. Havia parado de cair naquele abismo. Uma fagulha surgiu dentro de mim dando início a uma chama poderosa que tomou conta do meu corpo. A força havia retornado. Era hora de escalar aquele poço e recuperar de volta tudo aquilo que havia perdido. Sabia que minhas súplicas haviam sido atendidas, mas que dependia de eu aceitar aquela ajuda e retomar o controle da vida.

Resolvi voltar, reconstruindo novas bases, desta vez mais sólidas, sem as falhas das anteriores que permitiu que tudo desmoronasse. Criei então os métodos que moldaram quem sou hoje e permitiu me atualizar. Hoje me considero uma versão 2.0, com novos códigos e softwares, atualizados e cheio de recursos.

É isso que quero proporcionar na sua vida. Uma atualização para a melhor versão que você pode ser!

Márcio Francisco 2.0

Método 1 – Fé

Já sabia que a depressão havia retirado praticamente tudo em minha vida. Sempre fui uma pessoa religiosa, gostava de estar na igreja e de ajudar no que fosse preciso, mas hoje consigo perceber que antigamente estava focado mais na estrutura da igreja do que na própria fé, pois ainda não havia percebido que existia um Cristo vivo em mim e não sabia da capacidade que eu tinha de poder reverter tudo aquilo.

A minha relação com Deus era uma relação estritamente mecânica, rezava apenas nos momentos que considerava obrigatório, muitas vezes antes de dormir e ao acordar. Com a depressão até essas orações mecânicas foram encerradas, pois não tinha mais vontade de falar com Deus e muitas vezes deixei até de acreditar. Sei que se você estiver lendo estas palavras e não estiver com depressão, pode achar isso um absurdo, mas a pessoa que está com depressão senti tanta dor, tanto desânimo que até mesmo Deus passa a ser algo imaginário, pois a todo momento esperamos que Ele, por um passe de mágica, possa nos retirar desse momento, eliminando toda tristeza e dor que está no nosso peito.

Então imaginar que durante dia após dia, ver as súplicas para que essa dor fosse retirada; não serem atendidas, faz-nos imaginar que Deus é apenas uma imagem criada, por algumas pessoas, que desejam explorar financeiramente a fé de cada um. Então pouco a pouco deixei de perceber a manifestação Divina que acontecia todos os dias da minha vida e me afundava cada vez mais na escuridão.

Percebendo que já estava chegando próximo do fim e aproveitando um momento de lucidez, decidi reagir, tentar resgatar minha vida novamente evitando o que seria o caminho mais certo: suicídio.

Sei que pode ser muito pesado falar essa palavra, mas o intuito de escrever o livro é justamente demonstrar o sentimento mais profundo de uma pessoa com depressão e o que ela é capaz de fazer para retirar a dor e o sofrimento que está dentro do peito, afinal como diz Augusto Cury "a depressão é a dor mais profunda que um ser humano pode sentir, pois é a dor da alma".

Durante muitos e muitos dias, a ideia de suicídio ficou fixa na minha cabeça e percebi que uma guerra estava sendo travada no meu cérebro: uma parte refutava aquele pensamento, enquanto outra sabia que era a única saída, ficando sem saber qual lado iria ganhar. São esses momentos que percebi que a manifestação Divina estava acontecendo. Apesar de acreditar que Deus iria se materializar na minha frente, ou que por um passe de mágica apareceria e retiraria toda aquela dor, não havia percebido que em todo momento ele mandava pessoas para falar comigo ou me colocava em algumas situações que poderiam ser o início de uma mudança radical.

Lembro de um momento quando assistindo vídeos aleatórios no youtube, um em específico, chamou a minha atenção. Ele falava sobre a relação de Deus com seus filhos e outras informações sobre garra e luta. E, foi nesse momento que um sentimento diferente começou a despertar em mim e uma vontade de poder retomar o controle da minha vida cresceu no meu peito.

Percebi que o primeiro aspecto que precisava melhorar era a fé, pois a minha relação com Deus já estava bastante desgastada, então comecei a fazer de forma diferente algo que nunca havia feito uma oração por meio de palavras vindas do interior do meu coração. Foi neste momento que entendi que falar com Deus é muito mais do que a oração padrão, falar com Deus é você abrir realmente o seu coração, a sua alma e se conectar diretamente a ele passando todas as suas situações, todas as suas dificuldades e todas as suas vontades.

O que posso relatar, com toda certeza, que um dos aprendizados que tive durante esse período é que Deus nunca quebrará o livre arbítrio permitindo que seus filhos vivam da forma que achar correta, por isso permitiu que eu vivesse naquela situação de tristeza, pois era ali que inconscientemente queria ficar não querendo reagir, mas Ele sempre estava me mandando pessoas para tentar fazer com que eu entendesse que existia um mundo muito melhor do que aquele que eu estava vivendo, mas eu, mergulhado na minha dor, não percebia.

No momento em que eu decidi realmente sair foi quando eu senti a manifestação divina dentro de mim, percebendo que existia um Cristo Vivo dentro de nós e Ele tem o poder ilimitado de realizar qualquer cura.

Sei que, para você que se encontra com depressão, ou qualquer outra doença da mente, ouvir isso que eu estou dizendo pode parecer um absurdo, mas o que eu quero que saiba e que as situações que estão acontecendo na sua vida só continuarão acontecendo se você não se esforçar e querer mudar.

Se você realmente tem interesse de melhorar, se você realmente quer sair dessa depressão, aconselho que resolva a sua relação com Deus, fazendo perguntas e esperando por suas respostas, mas cuidado, pois, na maioria dos casos, estamos com os ouvidos tampados pela dor, pelo sofrimento ou pela angústia da situação que estamos vivendo culpando sempre Deus pelas coisas erradas que estão acontecendo e acabamos não ouvindo suas respostas.

Esse foi o meu primeiro passo para começar a melhorar, reestabelecendo a minha crença de forma renovada, vivendo um Deus que está vivo dentro de nós, fazendo do meu corpo, o seu templo e iniciando a vida no amor de Cristo.

Você que quer realmente sair, renove a sua fé, pois ela é a nossa aliada para vencer a batalha que está dentro da nossa cabeça, para poder empurrar a depressão para o fundo do subconsciente e poder trancá-la de vez. Hoje tenho um relacionamento muito aberto com Deus, realmente fazendo perguntas que eu ainda não entendo ou que não saiba como prosseguir e aguardo as respostas dEle, que são rápidas e muitas vezes instantâneas. Lembre-se você tem que abrir os olhos e ouvidos para as suas respostas, pois Ele sempre procura meios de comunicar com a gente.

Saiba que Deus nos colocou nesta terra para aproveitar tudo que há de bom e se você hoje não está tendo tudo de bom na sua vida procure reavaliar as suas atitudes, a sensação e sentimentos que você carrega, pois sentimentos ruins só trazem sentimentos ruins e, consequentemente, situações ruins só atraem situações ruins.

Então, faça para você mesmo, não para mim, não para os seus pais, não para os seus filhos, mas para você, pois neste momento – você – é a única pessoa que importa, é a pessoa que mais deve ser mais amada. Coloque Deus na frente de todas as suas questões, a energia que você precisa para sair dessa.

Saiba que Deus é amor e no momento que você tiver certeza disso, que souber que é uma verdade, então todo o universo conspirará para que tudo mude completamente na sua vida.

Método 2 – Leitura

Durante o tempo em que eu fiquei em depressão, principalmente nos momentos de crises, eu percebi que em todos esses momentos estava sempre lembrando de algo que não estava me fazendo bem, vivendo uma vida de passado, remoendo todas as questões negativas que deveriam ter sido diferentes. Mas em alguns momentos raros, em que meu cérebro não estava vivendo no passado, tinha a sensação de estar no vazio.

Por um longo tempo, vivi assim até perceber que precisava aproveitar esses momentos como sendo o primeiro passo para uma rota de fuga; a primeira atitude que eu estaria tomando para finalmente sair e começar a retomar o controle da minha vida. Fiquei imaginando que atitude poderia começar dentro da minha casa; algo que pudesse realmente me dar um novo sentido à vida, até chegar ao desejo da leitura. Desde a minha adolescência sempre gostei muito de ler livros, mas a maioria que eu lia eram livros relacionados à ficção, terror ou suspense. Nunca tive vontade de ler livros relacionados à mudança da qualidade de vida. Sabia que se quisesse realmente sair daquela situação teria que experimentar um novo hábito de leitura.

Esse foi o caminho mais eficiente que encontrei para poder ocupar o espaço vazio que estava no meu cérebro. Durante um período da minha vida, tentava ocupar meu tempo assistindo filmes e séries, de forma desenfreada, como sendo um momento de fuga até perceber que aquilo, de certa forma, fazia-me mal, pois a realidade contada nas séries e filmes fictícios me transmitia o desejo ardente de viver aquilo, deixando de lado a coisa mais importante da minha vida – a minha essência.

Lembro, como se fosse hoje, da minha esposa me mostrar um livro que haviam indicado a ela de forma casual e pelo resumo da história, surgiu, assim, um interesse em ler. O nome era bem sugestivo *"O milagre da manhã"*. Ao começar a ler, um novo horizonte se abriu diante dos meus olhos e uma nova realidade, totalmente diferente da que eu tinha vivido até hoje, surgiu me mostrando a força da Lei da Atração. Em síntese, o livro revela que tudo aquilo que queremos, conseguimos atrair, basta focarmos com todo nosso sentimento os objetivos a serem alcançados que, nesse momento, todo o universo conspira a nosso favor.

Fiquei realmente impressionado quando eu terminei de ler o livro. Encontrei um tópico falando sobre a prática da meditação e, principalmente, o hábito de acordar cedo sendo esse um dos pontos fundamentais.

Confesso que no início fiquei meio relutante em acordar cedo, pois minha vida se baseava em dormir tarde já que gostava de assistir séries à noite e acordar relativamente tarde. Minha esposa que iniciou a prática, acordava cedo e fazia as atividades que o livro pedia. No meu caso, a partir do terceiro dia vendo a acordar cedo comecei a me motivar. O primeiro dia foi difícil, pois havia dormido às três e meia da manhã e acordado às cinco horas bastante cansado, ficando assim, comprometido as atividades, mas confesso que senti uma certa diferença positiva depois que terminei de fazer o que o livro havia pedido. O segundo dia foi mais fácil, pois como eu estava cansado resolvi não assistir a TV para dormir cedo e acordar às cinco horas da manhã.

O livro falava bastante sobre meditação e os benefícios que ela trazia ao corpo e a mente, mas como nunca havia feito, resolvi pesquisar sobre o que se tratava o tema, então com ajuda de vídeos do youtube iniciei a prática da meditação e a prática da visualização que é o tema base do livro.

Após ler o livro, percebi que havia começado o que eu chamo de efeito dominó, surgiu a vontade de ler mais livros relacionados ao tema. Comecei a ler *O Segredo da Mente*

Milionária, confesso ser um dos melhores livros que já li. A prática da leitura foi inserida na minha rotina e livros como *O Poder do Agora, Arte Sutil de ligar o f*da-se*, dentre outros, fizeram parte da minha realidade.

Então o que eu quero dizer para você que está lendo essas linhas, é que a leitura nos favorece uma nova perspectiva de vida. Ela começa a ativar em nós uma vontade de querer melhorar, em dar a volta por cima. Descobri algo poderoso que até aquela data não tinha entendido, somos feitos à Imagem e Semelhança do Criador e isso é forte o suficiente para ativar um poder de realizar qualquer mudança.

Então minha orientação para você que quer mudar – o primeiro passo já foi dado enquanto você lê essas linhas, estarei empenhado e motivado a passar, com todos os detalhes, todas as atitudes e ações que eu fiz para realmente sair de uma depressão.

Seu questionamento deve ser se estou com depressão. Respondo que tenho a mais absoluta certeza que a depressão que existe em mim foi amarrada, amordaçada, trancada em uma caixa selada e jogada à deriva no meu subconsciente sem deixar qualquer rastro de um dia ter tomado conta do meu corpo.

Pude presenciar uma nova realidade de vida, uma qualidade nunca antes experimentada antes da depressão e muito menos durante a depressão.

Sugiro a você que entre em uma leitura prazerosa, motive-se a ler livros de qualidade e que apresente uma perspectiva de futuro animadora e não apenas livros de ficção, pois a situação na qual você se encontra, esses livros podem não ser um bom caminho, e sim apenas uma fuga para o seu cérebro debilitado. Eu passei para você a relação de alguns livros que eu li, e durante a escrita deste, estou lendo o mais esperto que o diabo, um livro de Napoleon Hill cujo objetivo é nos mostrar como ficamos alienados com certas situações o que faz com que nossa vida se torne uma passagem sem significados.

Método 3 - Multitarefas

Não sei quais foram os motivos que te levaram a desenvolver a depressão, mas de algo eu tenho certeza, o nosso organismo possui barreiras que tentam impedir que toda situação considerada ruim possa tomar conta do corpo. Um exemplo é como nosso organismo reage quando somos atacados com doenças virais ou bacterianas, o sistema de defesa age de forma a expulsar todo agente invasor de dentro do corpo. Nessa mesma analogia, podemos comparar com a depressão. O organismo tenta reagir, mas muitas vezes essa reação é incorreta, pois por não encontrar nada físico para combater, nossa energia é drenada a ponto de não termos mais força para conseguir combater esse mal.

No meu caso as sensações de vazio e de tristeza cujos motivos não eram identificados, combinaram em querer encontrar situações ou ações que pudessem preencher aquilo, então acabei me tornando uma pessoa multitarefa, ou seja, queria fazer muita coisa ao mesmo tempo como uma forma de preencher esse espaço vazio. Iniciei trabalhando como servidor público em cargo em comissão assumindo uma responsabilidade de um departamento inteiro. Havia formado e especializado na área da engenharia e fui convidado a ministrar aulas na faculdade, iniciando as atividades no período noturno, como professor. Havia decidido também realizar atividades extras na área de formação então abri uma empresa de engenharia para tratar de questões ambientais e para finalizar, como minhas aulas estavam muito bem faladas na faculdade, fui convidado a lecionar também como professor em curso de Pós-graduação. Dessa forma, acabei ocupando grande parte do meu tempo senão todo ele com atividades relacionadas a trabalho deixando de lado outras atividades que, naquele momento, não via como importante. Esse excesso de trabalho acabou drenando grande parte da energia do meu corpo, fazendo com que toda aquela defesa, ora montada contra os males, poderiam ocasionar o aparecimento da depressão e, assim, começasse a desmoronar meu mundo deixando espaço para que ela tomasse conta.

A grande quantidade de atividades que estava exercendo associado a muitas ações que cada uma dessas exigia de mim, esgotavam minha energia rapidamente e o cansaço seguido pela falta de tempo faziam com que todas as ações não tivessem fim, ou seja, eu sempre começava uma atividade, mas nunca terminava e isso me trazia uma sensação de derrota muito grande, porque sempre achava que não era bom suficiente para conseguir terminar, sem permitir que percebesse que eu estava sobrecarregado com essa quantidade de informações e atividades.

Foi então que tudo começou a desmoronar. Assim que a depressão conseguiu se apossar da minha vida, retirou tudo aquilo que eu fazia e tudo o que eu era. Sentia-me extremamente esgotado para continuar raciocinando sobre qualquer assunto e a atividade que foi mais prejudicada foi a de professor, visto que esta exigia que eu tivesse 100% focado para repassar todo conteúdo necessário, então precisava estar bem mentalmente, mas o esgotamento que estava sentindo fazia com que as minhas aulas perdessem a qualidade e as aulas sem qualidade me transmitiam a sensação de fracasso e o fracasso era o alimento da depressão.

Aquele sistema se tornou uma bola de neve, pois havia decido acabar com o vazio dentro de mim ocupando o meu tempo e a ocupação total do meu tempo fez com que eu me sentisse extremamente esgotado e o esgotamento derrubou todas as defesas criadas que impedia que a depressão tomasse conta e a depressão tomando conta gerou um enorme vazio dentro de mim. Havia se tornando um ciclo vicioso, pois tentava a todo custo preencher ainda mais esse vazio, mas já estava cada vez mais esgotado e sem conseguir repor energia.

Uma das formas de reposição de energia é o sono de qualidade, mas toda vez que chegava em casa ficava relembrando como que havia sido meu dia e todas as derrotas que não tinha conseguido superar. Isso resultava em não conseguir dormir direito e o fato de não dormir direito acordar no outro dia cada vez mais esgotado. Uma consequência inevitável no meu organismo foi o sentimento de ódio e ira que transbordava em quem estivesse perto.

Para entrar no processo de melhoria, identifiquei que esse é um dos fatores que precisava ser melhorado. Sabia que não precisava exercer várias atividades ao mesmo tempo para me sentir realizado, bastava realizar ações e projetos, um de cada vez, de forma a começar e terminar. Foi então que percebi que precisava escolher muito bem as atividades que eu fosse exercer dali para frente, principalmente aquelas que mais gostava. A produção deste livro está entre essas atividades. Neste momento, estou focado apenas na escrita deixando de lado qualquer outra situação. Decidi iniciar uma atividade de cada vez, durante um determinado tempo, focando exclusivamente em cada uma até que se conclua, só então, depois do término começar uma nova atividade.

Defino aqui, neste momento, um princípio fundamental que te ajudará a se libertar. Determine apenas uma atividade no seu dia a dia e quando você se sentir capaz de inserir novas atividades, defina horários e períodos de início e de fim e não se distraia com qualquer outra situação, pois se você não fizer aquilo que se programou a fazer, o sentimento de culpa retornará, derrubando todas as barreias que você criou.

Peço para você está lendo essas páginas, pare por um momento, identifique todas as atividades que você está realizando separe-as por prioridade e determine prazos para realização de cada uma delas, inclusive o dia estimado da sua finalização, já que mais vale uma terminativa do que cinco iniciativas.

Método 4 – Perdão

Quem nunca se sentiu chateado, magoado ou que passasse por alguma situação que tenha desagradado? Todo mundo já passou por uma situação assim, afinal tudo isso faz parte do ser humano. A convivência com a sociedade nos traz, além de outras experiências, a decepção consequência das expectativas que depositamos nas pessoas. E essa decepção deposita em nós muito rancor e mágoa que, se não resolvidas, vão se acumulando ao ponto de se tornarem insuportáveis.

O que devemos entender é que nós também já magoamos e já decepcionamos muitas pessoas que colocaram a suas expectativas em nós gerando um ciclo de raiva e ódio muito grande e quando a situação não é resolvida você obrigatoriamente carrega esse sentimento que, de maneira geral, drena a sua energia. Se as pessoas percebessem a quantidade de energia que somos obrigados a utilizar para poder alimentar o ódio, a mágoa e o rancor já teriam resolvido a situação há muito tempo.

E uma outra pergunta que pode ser levantada neste momento é: Que bem que isso está fazendo a você? Lembre-se, a pessoa mais importante nesse momento é você, a quem deve destinar um pequeno tempo para refletir sobre isso e tentar encontrar algum motivo positivo para justificar o acúmulo desses sentimentos negativos.

Se você ainda carrega esses sentimentos, está no momento de conversarmos sobre o perdão. Existe uma prática que passei a realizar para resolver de vez essa situação que carregava comigo. É bem assim, sente-se em um local tranquilo, silencioso que você possa reservar pelo menos dez minutos sem interrupção e comece a vasculhar no seu cérebro todos os momentos e todas as pessoas que te magoaram, que por qualquer motivo tenham te chateado e que você guarda um rancor muito grande delas. E para te ajudar a localizar essas pessoas e situações, basta pensar no sentimento de ódio ou de mágoa pelo qual passou.

Quando focalizamos em sentimentos, seja ele qual for, nosso cérebro automaticamente busca as imagens que alimentam aquele sentimento. Daí, lembramo-nos dos momentos em *flashback* de situações que geraram aquele ódio, que geraram aquela mágoa. Depois de identificadas, você começará a trabalhar uma por uma.

No meu caso, separei mentalmente cada momento negativo dos demais, relembrando cada detalhe, o ponto exato que fiquei chateado com aquela pessoa e comecei a me perdoar por ter permitido que aquela situação e aquele sentimento se alojasse dentro de mim. De modo geral, tendemos a nos alimentar apenas de negatividade, transmitindo pensamentos ruins a pessoa envolvida. Somente após se perdoar, é que você se sentirá apto a perdoar a pessoa causadora dos males.

A verbalização ajuda bastante, pois nosso cérebro aprende mais rápido quando ouvimos, então uma frase que repetia para mim mesmo durante esse processo era: "eu me perdoo por ter permitido que essa situação afetasse meu cérebro e meu corpo e perdoo (nome da pessoa) por ter sido o portador dessa situação". Você pode repetir essa informação quantas vezes achar necessário, mas é muito importante que você execute essa tarefa, porque será mais fácil para liberar o perdão para situação que você está focando no momento. Mas não se esqueça de falar em voz alta, pois é importante que seu cérebro escute ou invés de só pensar. Isso forçará o cérebro a compreender o seu desejo.

Falar que você se perdoa e perdoa a outra pessoa é importante para que seja liberado ao universo o seu sentimento e se precisar, repita esse processo diariamente ou quantas vezes forem necessárias até que seu cérebro capte a mensagem e aquilo deixa de ser importante, forçando o cérebro a fazer o que ele mais faz de melhor: separar o que não tem mais importância e mandar para o subconsciente.

Lembre-se, somente cenas carregadas de sentimento, sejam elas quais for, ficam no nosso consciente. Quando eliminamos o sentimento de uma memória, ela deixa de ser importante e vai para o subconsciente.

Método 5 – Ressignificar

Em geral todos os seres humanos são movidos por notícias ruins. Quem nunca se interessou ou destinou 100% da sua atenção quando um assunto ruim está sendo falado? Observe que em todas às rodas de conversa o que mais prevalece é a notícia ruim, carregando-nos de sentimentos negativos.

É importante salientar que cada pessoa absorve a informação de maneira única e a interpreta da sua maneira.

Então, quando você ouve algo o seu organismo e o seu cérebro vai associar a notícia à realidade que se vive, classificando o grau de importância e armazenando no consciente ou no subconsciente.

Na nossa vida, agregamos e damos muita importância a situações negativas que aconteceram ou ainda acontecem em nossa vida e nosso cérebro faz questão de relembrar a todo o momento, trazendo-nos um mal-estar e uma sensação de impotência. Por isso, para que o processo de controle da depressão seja realizado, precisamos ressignificar.

Mas o que vem a ser ressignificar? Significa dar um novo sentido há algo que já aconteceu mudando a forma de absorver aquela informação e mudando o sentimento que foi associado. Na prática, mentalize as situações negativas da sua vida, como você fez no método do perdão, e associe um novo significado daquele momento. Atribuindo um pequeno exemplo de algo que eu fiz e que para mim proporcionou mudança de pensamento. Certo dia eu estava no trânsito dentro do meu carro e acabei passando pela situação de estresse em que uma pessoa buzinou e me xingou por algo que eu estava certo e aquilo ficou marcado em mim, pelo ódio que senti por aquele desconhecido. Por mais simples que seja esse exemplo, cada pessoa absorve de uma forma. Tal fato, entre outros tantos, ficou marcado em mim e toda vez que passava por algo semelhante ou às vezes mais simples, meu cérebro rapidamente buscava aquela cena carregada de ódio e preenchia todo o espaço vazio do meu corpo. Aquilo ficava em minha mente, dizendo que eu tinha que ter respondido a altura, descarregar todo aquele ódio até que percebi que tudo aquilo só me fazia mal, então resolvi ressignificar a situação e foi o que eu fiz.

Busquei as informações que aconteceram naquele exato momento, assim relembrei à cena. Tudo que havia escutado e mentalizei que aquela pessoa poderia estar com muita vontade de ir ao banheiro. Então quando eu pensei dessa forma, eu imaginei que aquela pessoa, estava apenas movida por uma necessidade física extrema e que talvez eu tivesse feito o mesmo. Pensando assim, meu cérebro, instantaneamente, mudou o sentimento daquela cena de ódio para dó.

Com o passar dos dias, aquela cena havia ficado engraçada na minha mente, deixando completamente de lado aquele sentimento de ódio e pouco a pouco ficou sem importância.

Nesse momento, você pode estar pensando que na sua vida aconteceu situações muito mais significativas do que simplesmente uma briga de trânsito, mas eu quero que você entenda que o que é significativo para você pode não ser significativo para outra pessoa, mas o que cabe a você fazer é ressignificar o sentimento que aquela situação trouxe.

Então faça! Busque cada momento, cada situação que te trouxe uma energia muito negativa e comece a ressignificar, a dar um motivo diferente, permitindo que aquele sentimento mude para compreensivo e você vai observar que pouco a pouco seu sentimento pelas situações vai sendo alterado e seu cérebro vai fazendo o que ele foi programado a fazer, pegar as situações que não tem mais importância e armazená-las em uma prateleira invisível chamada – sem importância – deixando de trazer qualquer sentimento que possa influenciar você negativamente.

Método 6 – Decisão

Neste momento, se você não tiver tomado uma decisão, ela deve acontecer agora! Você tem que tomar a decisão de querer sair ou não. Os métodos iniciais serviram de base para fazer seu cérebro "pegar no tranco", pois desde que esteve no período da depressão a sua mente foi colocada no subconsciente, deixando você apenas no automático sem vontade nenhuma de querer melhorar ou com ânimo para poder mudar a sua história.

Os métodos de 1 a 5 vêm como uma forma de trazer a sua consciência de volta, abrindo um buraco na massa densa deixada pela depressão e de forma que ela possa começar a reagir e retomar o controle da sua vida, mas para isso, é extremamente necessário que você tome a decisão mais importante da sua vida neste momento: Você quer sair da depressão?

Para você, definitivamente, retomar o controle da sua vida, a decisão de querer sair da depressão é essencial. Durante muito tempo fiquei esperando que Deus viesse e num passe de mágica retirasse a minha depressão e ficava cada vez mais chateado por isso não acontecer. Foram nesses momentos que sentia que estava indo cada vez mais para o buraco. Quando comecei a criar esse método, percebi que Deus estava exercendo uma das melhores leis que ele nos deixou – a lei do Livre Arbítrio.

Somente após esse entendimento, que percebi que a situação na qual eu me encontrava era por decisão minha. Sei que é complicado imaginar dessa forma, pois, neste momento, você pode estar se questionando que não queria estar com depressão e que foram fatores externos que o deixaram dessa forma, mas eu estou aqui para te dizer que independente dos motivos ou da quantidade de energia que você tinha no momento, você permitiu que as situações negativas externas entrassem no seu cérebro e tomasse conta da sua mente.

Não estamos aqui discutindo sobre esse momento ou qual o nível da força que você tinha na época para impedir que isso acontecesse. Estamos apenas assumindo que isso é um fato, então não se julgue, por isso ter acontecido. O que devemos buscar agora é uma solução para resolver o problema e uma nova perspectiva de futuro.

A partir desse momento que tomei a melhor decisão da minha vida: eu queria sair da depressão custe o que custar, mas para que isso me acontecesse sabia que uma revolução deveria acontecer dentro de mim e que todos os princípios que eu havia armazenado e aprendido até a presente data deveriam ser revistos, atualizados ou descartados. Foi aí que, um por um comecei a rever todas as atitudes que eu ainda

41

estava tomando que permitia que os fatores externos ainda continuassem tomando conta da minha vida.

Pode parecer, em um primeiro momento uma atitude sem valor, mas te afirmo com toda certeza; de uma pessoa que saiu da depressão, que a guerra mental nesse momento é inevitável para que consigamos restabelecer um sentido para a vida. E foi assim que eu tomei a decisão de sair ficando cada vez mais fácil a partir do momento em que trabalhava diariamente os métodos anteriores, permitindo que cada momento eu me sentisse renovado e mais forte.

Após uma decisão definitiva de sair, percebi que a depressão convocou todos os exércitos e quis aplicar todas as medidas mais baixas que ela pudesse, pois sabia que estava perdendo a guerra e essas medidas consistiam em querer trazer à tona situações de culpa e momentos tristes da minha vida, como uma forma desesperada de me levar para baixo novamente, mas usei dessa medida como uma forma de me ajudar, pois a cada momento que vinha no meu cérebro, essas memórias, concentrava nelas e aplicava o método da ressignificação e começava a trabalhar de forma, a colocar um novo significado e o novo sentimento àquela situação, dissipando o sentimento de tristeza.

Cada vez mais a minha decisão de querer sair se tornava algo mais realista e mais próximo de acontecer. Para você que está lendo esse livro, quero te dizer que, a cada momento que sua decisão fica mais forte, pouco a pouco a depressão vai ficando mais fraca. Lembre-se! É nessa hora que você deve ficar atento, pois sempre comparei a depressão com uma ratazana traiçoeira. Ela não vai desistir até que consiga se alimentar novamente, mas você deve manter firme no seu propósito de sair, de fugir desse processo de alienação na qual você foi vítima durante muito tempo.

Hoje vivo basicamente no presente, mas alguns momentos que recordo do passado, fico imaginando como eu estaria se não tivesse firmado o propósito. A minha decisão de sair, com certeza, foi na hora certa. Podemos imaginar qual seria meu fim e agradeço a cada momento por ter feito a melhor escolha da minha vida, por isso hoje vivo de forma plena e feliz.

Uma técnica que usei durante muito tempo para fortalecer o meu período de decisão era repetir, para mim mesmo, todos os dias, a seguinte frase: *"a partir de hoje eu retomo o controle da minha vida e decido que não tenho mais depressão"*. Como falei anteriormente, a palavra quando é dita em voz alta o nosso cérebro tem maior facilidade de escutar, assimilar e processar tornando cada vez mais verdade naquela decisão.

Método 7 – Ajuda Profissional

Ajuda profissional foi um momento de grande importância na minha vida, pois a decisão de escolher uma pessoa capacitada para me ajudar a passar por aquilo foi de extrema importância para impulsionar o meu processo de saída.

Muitas pessoas, principalmente aquelas que estão início de depressão, podem não precisar de um psiquiatra fazendo apenas consultas com psicólogo e, por meio de uma boa conversa, conseguem resolver o problema, mas o meu caso específico isso não foi possível, pois eu já estava muito no fundo do poço para conseguir resolver apenas com uma conversa. Como eu não havia passado por todos esses métodos já funcionando, pois fui aprendendo um de cada vez no decorrer da jornada, senti a necessidade de procurar um psiquiatra para me ajudar a resolver alguns pontos que não estava conseguindo, dentre eles a regularização do sono (Tópico do Método 8).

Lembro como se fosse hoje a escolha do psiquiatra. Como eu não conhecia ninguém que pudesse me orientar e fazer uma indicação resolvi procurar na lista de médicos da capital algum que pudesse me ajudar e que atendesse pelo meu plano de saúde, até que encontrei um específico e consegui agendar uma consulta com ele na semana posterior. Lembro que, quando fui chamado para o atendimento, percebi que o local era grande e o consultório ficava no primeiro andar. Assim que subi as escadas, vi a porta do consultório e entrei. Deparei-me como uma pessoa bastante característica, que meu cérebro quis aplicar em mim que era um paciente pela forma como estava vestido e da forma como me recepcionou. Por alguns segundos, fiquei imaginando se iria iniciar uma conversa ou não, pois acreditava que poderia estar sendo vítima de uma pegadinha, mas quando ele começou a conversa e se identificou como médico, então relaxei mais e comecei a conversar sobre tudo o que estava sentindo, falando por alguns minutos.

Após terminar minha fala ele, pacientemente, pegou um bloquinho com uma caneta e começou a escrever algumas palavras chaves e, em seguida, passou a me explicar o que era depressão e quais as medidas que ele iria tomar no meu caso. Da forma como ele abordou o assunto, percebi rapidamente que não seria a pessoa certa para me ajudar, pois acreditava que do meio para o final daquela conversa, eu que estaria ajudando ele. Sei que parece piada, mas a escolha de um bom psiquiatra é muito importante para o processo total. Lembro que antes de continuarmos a nossa conversa ele quis alguns remédios de tarja preta, inclusive soníferos.

Conscientemente sabia que aquele caminho não era o que eu queria tomar, pois queria ajuda psiquiátrica apenas para resolver alguns pontos que eu tinha, que estava com dificuldade, pois já estava realizando todo passo a passo dos métodos para conseguir sair. Sabia que, no meu caso, não precisava tomar medicamentos tão fortes que estava me receitando, desconsiderando todo o esforço que eu já estava fazendo para me livrar da depressão.

Lembro que ao sair da clínica, reforçando o Método 1, pedi a Deus que pudesse encaminhar uma pessoa que me ajudasse. Após uma semana, por meio de uma publicação na rede social, eu encontrei uma pessoa conhecida de muitos anos, e descobri que era psiquiatra, apesar de saber que era médica não sabia sua especialidade então resolvi marcar uma consulta, o que tornou o processo ainda melhor, porque além de ser conhecida, é uma ótima profissional. Durante essa primeira consulta, expliquei para ela tudo que estava passando sem citar minha experiência anterior; diferentemente do outro médico, ela iniciou um tratamento com medicação leve de forma a me ajudar a continuar o processo que eu estava fazendo e me orientou a procurar uma psicóloga para que eu pudesse conversar sobre todos os meus passos e processos, de forma a alinharmos melhor o que deveria fazer dali para frente.

A situação é tão interessante que, quando tomamos a decisão de sair e liberamos para o universo o nosso desejo mais sincero, o destino vai trabalhando para nos ajudar, pois eu não tinha ideia de qual psicóloga iria procurar, mas em menos de uma semana uma pessoa entrou em contato com a minha esposa para realizar um trabalho na cidade e se identificou como psicóloga. As duas marcaram um encontro de trabalho e no dia em questão ela fez um atendimento a minha esposa que ficou maravilhada e rapidamente ela marcou para o dia seguinte uma consulta comigo, para que a psicóloga pudesse me atender.

No dia marcado eu conversei com ela por uns dez minutos apenas, tempo suficiente para ela entender a minha situação e me ajudar de forma inimaginável. Como ela não era da cidade e não morava próximo, sabia que as consultas não seriam possíveis, mas continuei com a minha decisão firme e já havia liberado para o universo e logo apareceu uma nova psicóloga que continuou o trabalho da primeira e a sua ligação com Deus foi essencial para a minha melhora.

A depressão pode acompanhar toda a vida de uma pessoa, mas no meu caso, a situação na qual eu me encontrava e a situação na qual eu me encontro posso garantir que a evolução foi exponencial, ou seja, muito rápida. Claro que agradeço cada pessoa que esteve no processo, principalmente, a grande mudança interna na qual me encontrava naquele momento e a vontade de buscar ainda mais medidas que pudessem tornar aquele processo ainda mais rápido, pois neste momento eu já sabia que havia batido no fundo do poço, o que é um excelente sinal, porque significa que paramos de cair e já estava conseguindo subir de forma a alcançar a liberdade.

A busca pela ajuda profissional não deve ser algo de outro mundo, muito pelo contrário, tão importante quanto sair da depressão, é a velocidade com que saímos para que mais rápido possamos aproveitar tudo de bom que a vida pode nos proporcionar e a ajuda profissional, com toda certeza, acelera o processo desde que você consiga profissionais competentes e que estejam engajados na sua melhoria.

Contudo, fique tranquilo que fazendo os passos que já passei e, principalmente, associado à sua decisão de sair da depressão, todo universo agora conspira para que as suas necessidades sejam sanadas.

Método 8 – Descanso

Sabe-se que o corpo humano necessita de algumas horas de descanso para que possa recuperar a energia perdida durante um dia de atividades. Esse é um grande problema que eu tinha, pois além de gastar muita energia durante o dia, a noite não conseguia dormir e muitas vezes não queria dormir, pois a realidade de um próximo dia era tão escura que eu não queria que chegasse, então achava que se ficasse acordado durante a noite poderia aproveitar mais aquele período de silêncio em uma falsa sensação de paz.

Então, eu tinha a consciência que precisava regularizar meu processo de sono de forma a reabastecer de energia o meu cérebro cansado. E isso só aconteceu com a grande ajuda profissional que tive. Minha psiquiatra me receitou um impulsionador de sono. Não sabia nem que isso existia, mas ele era capaz de impulsionar meu cérebro a dormir e poucas horas depois o sono seria o do meu corpo e não mais o do medicamento.

Tudo aquilo foi essencial, pois comecei a tomar o remédio sempre na mesma hora e determinei, para mim mesmo, que entre 21h30 e 22 horas da noite seria o prazo limite para estar acordado, pois não queria estar dormindo até tarde no outro dia. E a velocidade da recuperação era muito importante para mim. Então quis que meu sono ficasse no recomendado por especialistas, entre 6 a 8 horas, não ficando menos do que isso e nem ultrapassando esse limite, já que o cérebro parado durante muito tempo também é motivo para começar a cansar novamente.

O processo foi tão absurdamente rápido que em uma semana após o início de tomar a medicação o meu organismo começou a se acostumar a dormir naquele horário. Lembro que numa noite de domingo completando sete dias que estava tomando remédio era por volta de 21h45, quando comecei a sentir sono sem o auxílio da medicação e, conscientemente, senti uma alegria imensa em perceber que, aquela medida que estava tomando, estava surtindo efeito.

E todos os dias, antes das 22 horas da noite já havia pegado no sono sem o auxílio da medicação. Ao conversar com a psicóloga, ela me disse que meu cérebro estava retomando a normalidade, sendo um fator muito positivo para minha melhora. Tudo aquilo fazia parte de um processo maior, pois não era simplesmente a medicação que estava fazendo efeito, mas sim uma quantidade de métodos que estavam agindo em conjunto possibilitando uma melhora a uma velocidade surpreendente. Contudo, era importante realimentar cada método, todos os dias. E pode parecer que foi muito esforço praticar todos os dias, mas não foi. Quando o cérebro entende o que deve ser feito, ele começa a fazer de forma automática e passa a ser natural.

Fazendo uma analogia para que você possa compreender como funciona o processo, podemos comparar a dirigir um carro. Para os que têm habilitação, no início quando aprendemos a dirigir, temos toda uma atenção voltada para cada processo da direção, desde colocar o cinto, ajustar volante, ajustar retrovisores, dar partida, engatar a marcha, lembrar de apertar embreagem, acelerador, olhar retrovisores o tempo inteiro, dar seta, ou seja, é uma quantidade grande de ações que nosso cérebro tem que ficar atento e você fica tenso ao ter que relembrar tudo isso, mas conforme os dias vão passando, todas essas ações passam a ser automáticas para o cérebro e hoje, caso você já tenha algum tempo que já dirige, uma viagem de mil km, é feita sem que se perceba todos os comandos feitos a todo momento, sem ficar lembrando o tempo todo de passar marchas, setas, freio ou qualquer outra prática necessária no ato de dirigir. Por que isso acontece? Porque você passa ser o que nós chamamos de competente inconscientemente, adquire uma habilidade que é inconsciente, pois seu cérebro já faz automático.

Igualmente, serão os métodos, quando você começa a fazer cada um deles, parece um trabalho muito intenso no início, mas conforme vai praticando você se torna um competente inconsciente de todo os métodos e seu cérebro passa a fazer, naturalmente, sem que você tenha que fazer qualquer esforço.

Naquele momento, eu sabia que estava fazendo certo e já começava a sentir a alegria de uma vida inteira plena me aguardando. Preservo até hoje o hábito de levantar cedo, acordando as quatro e quarenta e cinco, mas dormindo as nove para compensar, pois acredito na força da manhã e a energia que absorvo nesse horário é fundamental para conquistar meu propósito.

Método 9 – Mentalidade

Se você está realizando as práticas, alguma coisa já começou a mudar, internamente você sabe que algo está mudando, mas para que o processo possa se continuar é importante que a sua mentalidade seja alterada, pois você ainda carrega todos os resquícios e todas as rotinas dos momentos e das situações que te levaram para depressão.

É importante entender que, não só sair da depressão é necessário nesse momento como também apagar toda a possibilidade de voltar. Assim, será necessária uma mudança de atitude. A pessoa que entrou na depressão há um tempo atrás já não deve ser mais a pessoa que saiu da depressão. No meu caso, encaro depressão como divisor de águas e hoje eu não sou mais a pessoa que eu era antes. Considero-me uma pessoa muito melhor, um Márcio 2.0, mentalidade evoluída daquilo que um dia eu fui.

Um aspecto que as pessoas com depressão têm em comum é a capacidade de absorver problemas de outras pessoas, e inserir aquilo como sendo delas, o que aumenta ainda mais a gravidade da depressão. E, enquanto você não mudar, a mentalidade que aqueles problemas não são seus; que cada pessoa tem o dever de cuidar apenas da sua vida, suas chances de melhoria reduzem bastante. Então, se algum familiar seu está derramando problemas em cima de você chegou o momento de você não absorver e devolver todos os problemas para essa pessoa, ou seja, devolver toda a pressão que ela queria colocar em você de volta para ela e não se culpe por isso. Lembre-se que, foi isso que empurrou você para a depressão profunda e você não quer, por conhecer como é, voltar para lá. Assim, você tem que primeiramente impor seus limites e entender que cada pessoa, obrigatoriamente, tem que passar pelos seus problemas, afinal cada pessoa colhe o que planta.

Outra mudança de mentalidade que tive, foi com meu ciclo de relacionamento. Afastei-me completamente de pessoas que só queriam falar de outras pessoas, principalmente as que falavam mal. Aproximei-me de pessoas que falavam apenas de ideias, prosperidades e informações que me traziam satisfação. E esse afastamento ocorreu de forma natural, pois quando você muda a sua realidade e muda a sua mentalidade as pessoas que antes eram atraídas pela sua energia, afastam, pois quando estamos em um momento de progresso automaticamente lançamos para o universo esse sentimento e atraímos pessoas que também querem progredir. Eu sempre acreditei que não são as energias diferentes que se atraem, mas sim as energias iguais, ou seja, negatividade atrai negatividade e positividade atrai positividade, então se eu estava no momento de melhorar minha sintonia e ter objetivos positivos, automaticamente as pessoas negativas que me rodeavam se afastaram e as pessoas positivas que queria um futuro diferente se aproximaram.

Outra mudança significativa aconteceu na minha vida, assim que me conectei com pessoas positivas, deixei de me importar com que as pessoas pensavam. Busquei essa força da própria depressão, pois quando eu estava no fundo do poço, muitas pessoas viraram as costas e pouquíssimas vieram me ajudar a sair, então agora, na busca da melhoria, com minha autoestima crescente, não seria agora que iria me importar com o que elas pensavam ou falavam. E o mais interessante é que, todo mundo tem sempre um conselho para te dar. Estabeleci então uma lei pessoal: conselho a gente não dá e nem recebem e opinião somente de uma consultoria paga.

A depressão destruiu grande parte dos meus sonhos, desejos e principalmente tudo aquilo que havia aprendido até hoje e eu, após esse entendimento, destruí o resto, como um prédio velho cheio de remendos e falhas. Fiz isso, porque havia chegado o momento de reconstruir uma nova pessoa.

Gosto de fazer a seguinte comparação: Imagine um computador de última geração, com as melhores peças de altíssima velocidade, hardwares sem nenhum defeito. Esse é o nosso cérebro, uma máquina perfeita, pronta para ser utilizada. Agora imagine programas, conhecidos como softwares, antigos, desatualizados, cheio de vírus, com muitas falhas e erros de inicialização. Uma ultra máquina rodando Windows 95. Isso é o que está acontecendo com você. Tudo que você aprendeu até hoje, está corrompido e um vírus letal invadiu seu sistema, chamado Depressão.

Quando fiz esse comparativo, resolvi formatar todo o meu sistema, e instalar versões novas, atualizadas e, principalmente, novos softwares que nunca havia experimentado. Tornei-me, o que gosto de chamar de Márcio 2.0 sem qualquer vício da versão antiga.

Apesar da comparação ilustrativa, quero que você absorva algo muito importante, você não precisa agradar as pessoas. Entenda uma chave de muito sucesso na sua vida: apenas Deus é quem você deve agradar e ele já sabe quem você é, pois foi ele que te criou e está neste momento junto com você, te dando forças para sair, porque essa foi sua decisão e ele respeita seu livre arbítrio. Quando entendi que não precisa agradar ninguém, apenas zelar pelas pessoas que amo, minha vida mudou completamente.

Método 10 – Valorização

Esse método é muito importante para que possamos mudar a forma de pensar e agir com as pessoas que estão ao nosso redor. Há quanto tempo você não reserva o momento que nós chamamos de tempo de qualidade com as pessoas que estão ao seu redor? Muitas pessoas no momento que faço a seguinte pergunta: "Tempo é...?", praticamente todas respondem *dinheiro*, e se você compartilha da mesma resposta, pergunto: *"os seus amigos, os seus familiares, os seus filhos têm dinheiro para pagar o seu tempo"?*

Se a resposta for não, você não está praticando um tempo de qualidade com essas pessoas, porque no seu subconsciente você já entendeu que seu tempo vale dinheiro e essas pessoas não dispõe de dinheiro suficiente para pagar o tempo. Chegou o momento de entender que você precisa destinar um tempo de qualidade para as pessoas que estão ao seu redor. Isso fará bem, tanto para elas quanto para você mesmo.

Após um período de reflexão, entendi que o tempo é imutável, ou seja, ele não muda por nossas vontades, ele sempre vai existir e cabe a nós fazermos uma gestão correta do tempo que temos, então fico imaginando, por exemplo, as pessoas que gastam a maior parte do seu tempo, senão todo ele, realizando uma atividade que não gosta ou que não traz nenhum prazer, deixando de lado tudo aquilo que poderia renovar a sua energia, como por exemplo, um tempo agradável com a família, um tempo agradável com os filhos ou fazendo uma atividade prazerosa como uma leitura, uma atividade física ou qualquer outra atividade que te traga prazer. O desperdício do tempo é, também, desperdício de energia. Assim, quando você gasta todo o seu tempo em atividades que não gosta, você está gastando na verdade, toda a sua energia, sem permitir que seu corpo possa restabelecer a perda, ocasionando o desenvolvimento de algum tipo de doença seja ela física ou mental.

Quando entendi que há gestão de tempo, que meu tempo quem faz sou eu, deparei com a quantidade de energia que estava desperdiçando em atividades que não sentia prazer e resolvi mudar tudo aquilo. E para você que quer seguir o exemplo, mas que coloca barreiras que impedem sua saída, seja por qualquer motivo, sinto em te dizer que, em algum momento seu corpo não vai conseguir resistir a quantidade de esforço e traumas que você está causando nele e vai pedir arrego, fazendo você parar a atividade mesmo que obrigado. Resultado: você não fará atividade que você acredita ser necessária e também não vai ter condição de retornar à atividade prazerosa que você tinha por obrigação estar fazendo. Nesse caso, o que eu te recomendo, como já mencionei neste livro, comece a trabalhar para sair do local onde você está e busque uma atividade que realmente seja prazerosa.

Sei que neste primeiro momento pode ser algo realmente difícil, principalmente para o seu cérebro aceitar uma ideia dessa, pois você já está numa redoma tão grande de falta ou perda de energia, que te impede de colocar o seu cérebro em movimento, deixando-o apenas no automático, pois está fazendo aquilo que você não gosta, porque está acostumado a fazer.

Mude a sua forma de pensar. Trabalhe com o propósito de abandonar tudo aquilo que te deixa infeliz, destine mais tempo para atividades prazerosas, pois são essas atividades que recarrega a energia do nosso cérebro. Além disso, a qualidade familiar irá melhorar significativamente, pois todas as pessoas que eu conheci, durante a minha caminhada, que colocava o trabalho em primeiro lugar sempre tinha problemas familiares, pois o cônjuge, os filhos e as demais pessoas que convivem na mesma casa, sempre vai cobrar um tempo, mas um tempo de qualidade.

Valorize as pessoas que você ama, pois isso não tem preço e as demais atividades, devem estar sempre em segundo lugar.

Método 11 – Expectativas

Confesso a você, que esse é um dos métodos eu estava mais ansioso em falar. Trata-se das expectativas que depositamos em pessoas e elas em nós.

Em geral na nossa jornada, sempre colocamos expectativas em outras pessoas e se pudermos aprofundar mais um pouco, nós sentimos a necessidade de depositarmos nossos desejos e sonhos em cima dos nossos descendentes ou das pessoas que amamos. Quantas vezes, inconscientemente, nós não conseguimos conquistar um sonho e empurramos para cima dos nossos filhos, no sistema "goela-a-baixo", para que eles façam aquilo que acreditamos não ter mais condições de realizar.

Nossos filhos não devem conviver com nossos sonhos frustrados, nem viver na nossa realidade, obrigados a concluir aquilo que não conquistamos. Se eles fossem viver os sonhos não vivemos e abandonariam os próprios sonhos, virando uma rotina perigosa, pois eles irão repassar isso aos seus filhos também, até que alguém, dotado do entendimento rompa esse laço.

No caso da depressão, eu sempre esperei que alguém viesse, que me visse, que percebesse como eu estava mal, que fosse conversar comigo e de alguma forma conseguisse, como um super-herói, puxar-me de dentro daquele círculo negro, na qual eu me encontrava. Como isso não acontecia, cada vez mais eu me frustrava com as pessoas, acreditando que ninguém mais se importava comigo ou que ninguém mais queria meu bem-estar. Por esse momento, que eu entendi que cada pessoa possui um objetivo de vida, que mesmo elas dedicando algum tempo comigo não poderiam dedicar toda a própria vida à mercê de um depressivo. Percebi que eu esperava que outra pessoa vivesse a minha vida, pois eu havia desistido dela. De modo geral, eu acabava ficando chateado por isso não estar acontecendo.

Foi então que entendi que estava com alta expectativa nas pessoas, comparado a uma realidade baixa, a frustação era certa, então precisava mudar isso. Precisava treinar meu cérebro a não colocar nenhuma expectativa em ninguém e que cada pessoa possui a sua experiência, seus desejos e objetivos. Percebi que minhas expectativas tinham que estar apenas em Deus, em fortalecer a minha fé.

Foi uma sensação indescritível quando consegui atingir esta meta. Vi que tudo começou a fluir e conforme aumentava a minha expectativa em Deus, aos poucos comecei a depositar a expectativa em mim mesmo e, consequentemente, a expectativa em cima de outras pessoas foi reduzida, reduzindo também a frustação que sempre me acompanhava.

Entenda que pessoas são falhas, e isso inclui até nós mesmos. Já pensou quantas expectativas foram colocadas em cima de nós por outras pessoas e elas acabaram se frustrando, porque decidimos seguir nossos sonhos e objetivos? Não devemos viver os sonhos de outras pessoas, um exemplo claro, é quando deixamos uma faculdade ou um curso ou uma especialização, porque não nos identificamos com aquilo e acabamos frustrando as expectativas de outras, geralmente, de nossos pais.

Aprendi que, mais vale uma pessoa feliz fazendo o que gosta do que uma pessoa infeliz para aumentar a expectativa e desejo de terceiros, até porque infelicidade sempre será o princípio de depressão. Então cabe a você, nesse momento, trabalhar seu cérebro para eliminar as expectativas das pessoas, pois sem expectativas não temos frustações.

O cuidado que deve ser tomado e que, não colocar expectativas não significa não zelar pelas pessoas. Hoje eu continuo motivando as pessoas a saírem da depressão, motivo as pessoas que estão ao meu redor, ajudo a quem precisar e, principalmente, zelo pelas pessoas que amo, mas as deixo livres para tomarem as decisões que forem convenientes, sem esperar qualquer tipo de contribuição, apenas torço para o seu bem-estar e sucesso na vida.

Lembro-me de uma época da minha vida, em que eu gostava muito de agradar as pessoas, ultrapassando as expectativas que elas depositavam em mim, então sempre fui um aluno nota 10, sempre tive vontade de fazer uma faculdade, e mostrar que era capaz. Hoje analisando o passado essa vontade não era minha, e sim a necessidade de atender expectativas, atingir as metas impostas e não desejadas por mim e querer ser feliz com os sonhos de outros.

Método 12 – Atividade Física

Todas as atividades praticadas até o momento, foram mentais, mudanças do sistema de pensar ou na forma de agir. Aqui o método, envolve a parte física e não menos importante, é essencial para que você consiga realizar uma mudança drástica na sua vida.

Em uma das conversas que tive com minha psiquiatra, essa me recomendou iniciar uma atividade física para ativar o corpo e combater também a parte química do meu cérebro, já que a depressão, também tem um fator químico e não só psicológico. E, uma das formas de tratar é aumentar a quantidade de prazer no cérebro.

Todo o organismo produz um hormônio chamado endorfina também conhecido como hormônio do prazer. Durante a atividade física, o corpo humano inicia a produção desse hormônio. Assim, para que eu pudesse melhorar, era necessário melhorar a minha parte física. Decidi iniciar as caminhadas, realizando percursos pequenos e fui aumentando gradativamente. E durante uma das caminhadas que me deu um *insight* de iniciar esse livro, falando sobre os 21 métodos que usam para sair da depressão. A princípio, quando precisamos levantar da cama, que é o local onde passamos maior parte do tempo do dia quando estamos com depressão, para começar a realizar uma atividade física, a necessidade de ter que encarar outras pessoas, acaba por resultar em um processo bastante doloroso, mas necessário.

Como eu queria realmente sair da depressão de forma rápida, então resolvi iniciar logo a prática da atividade física. Comecei na academia, antes das seis da manhã, pois havia poucas pessoas diminuindo a necessidade de relacionamento, pois era o primeiro contato direto com pessoas e ele precisava ser feito com cautela. Fiquei um período curto na academia, mas essencial para sentir satisfação física, pois em uma segunda conversa com a psiquiatra, ela me recomendou iniciar atividade ao ar livre, em contato direto com a natureza. Iniciei então, na semana seguinte, as caminhadas que realmente me forneceram uma energia muito maior do que estar fechada em uma academia. Quero deixar uma ressalva que não sou contra academia, muito pelo contrário, acredito que seja uma grande motivadora a retirar as pessoas do sedentarismo, mas no meu caso específico, eu precisava do contato com a natureza para que eu pudesse sentir o ar puro.

Decidi que minhas caminhadas seriam de manhã, pois como já tinha adquirido o hábito de acordar cedo iria aproveitar, além do fato de ficar o dia todo mais ativo e com vontade de executar outras tarefas. E como foi previsto, o processo de melhoria da depressão deu um salto surpreendente e eu pude sentir que o meu dia foi se tornando cada vez melhor. Senti na prática, como funciona o hormônio do prazer, juntamente com todo o processo químico envolvido. Lembro-me que a primeira semana de caminhada, foi mais difícil me motivar, mas aos poucos, fui ensinando meu cérebro, que quem mandava no meu corpo era eu e todas as vezes que ficava com preguiça de levantar e caminhar, eu me obrigava a andar mais longe. Inseri então a prática da caminhada e hoje a situação ficou inversa os dias, quando por algum motivo eu não consigo caminhar, são os dias que mais me fazem falta. Atualmente, continuo realizando a atividade mais simples e gratuita que existe, que é a caminhada. No seu caso, se tiver desejo ou aptidão por outra atividade, realize! Qualquer atividade física nos proporciona e aumenta o hormônio do prazer, logo satisfazendo o corpo deixamos o dia muito melhor, mas não agende para a semana que vem, inicie a prática hoje, devagar, de acordo com seu ritmo e vá aumentando, gradativamente.

O mais importante de tudo é a decisão de querer. Inicie uma atividade física que seja prazerosa para você e veja a mágica acontecer no seu cérebro. Sinta a sensação de prazer que vai aparecendo em toda finalização de atividade e com o tempo isso será uma prática inserida como hábito na sua rotina. Será um caminho sem volta, pois fará um bem enorme no processo de tratamento da depressão ou transtorno de ansiedade.

Método 13 – Determinação

Até esse momento, eu te passei muitos métodos que devem ser praticados diariamente para que consiga se livrar da depressão ou do transtorno de ansiedade e esse método será de ação. Para que eu pudesse tornar eficiente todos os métodos já relatados, peguei um papel e uma caneta, anotei todos os métodos e comecei a escrever tarefas que poderiam executar para cada um, de forma que, quando eu executasse cada tarefa, fortaleceria o método. Exemplo: para aumentar a minha fé, eu executei as seguintes tarefas: introduzir todos os dias de manhã uma oração inicial; retornar ao convívio da igreja; ler a bíblia; agradecer todos os dias pela vida. Na atividade física, determinei o horário todos os dias queria caminhar, qual era o percurso que queria fazer no início, quantos quilômetros iria caminhar aquele dia e, assim, sucessivamente.

Isso faz com que você determine as práticas diárias para maximizar cada método, sendo a lista de tarefas uma peça fundamental para alcançar ao máximo o que cada método pode proporcionar e podendo sentir a mudança de vida que cada um pode oferecer. O método que me ajudou bastante no relacionamento interpessoal foi a valorização das pessoas que estão ao meu redor. Lembro de colocar todas as atividades que eu deveria fazer no meu dia a dia e que valorizassem as pessoas que estavam próximas a mim.

Mas é importante salientar que a duas ações andam sempre juntas: a determinação e o querer. O querer obriga que você tenha foco em sair da depressão e todas as atividades não relacionadas a sair da depressão passam a ser secundárias. Somente quando você se livrar realmente da depressão é que você pode retomar a sua vida de forma mais eficiente e eficaz e poderá aproveitar uma vida maravilhosa que sempre esteve disponível para você.

Então, neste método, você precisa realmente determinar o que é prioridade na sua vida e determinar todas as ações que você precisa fazer. Uma das atividades da valorização que é bastante simples, mas muito poderosa que coloquei para executar foi: todos os dias, elogiar a atividade de alguém, por mais simples que seja. Você vai tornar o dia daquela pessoa melhor. E a prática desses hábitos diariamente, vai se tornando um hábito, tornando-se, também, mais automático para o cérebro fazer e trazendo benefícios, até o momento, nunca sentidos por você.

Você precisa agora pegar todos os métodos já listados e os que ainda estão por vir, atribuir pelo menos três tarefas para cada um que executadas diariamente possibilitará atingir seu propósito. Mas reforço, novamente, que a determinação está sempre associada ao querer, nada vai adiantar você ler esse livro se não executar todas as atividades. A mudança tem que partir do querer e o querer está acompanhado da determinação, então se você determinar para ti mesmo que você vai sair da depressão, tudo conspirará para você conseguir atingir seu objetivo e dia após dia você vai alcançando a felicidade plena.

Método 14 – Afaste de Pessoas Negativas

Observei que, mesmo executando os métodos e fazendo as tarefas, existiam alguns dias que não eram bons, com a sensação que nada estava indo para frente e muitas vezes me deu muita vontade de desistir, até que percebi que foi transformador. Sempre que algumas pessoas se aproximavam de mim, parecia que uma carga negativa tomava conta de mim e o dia que tinha tudo para ser perfeito, tornava-se pesado e desmotivador. Vi que essas pessoas estão carregadas com energia negativa em excesso e identificá-las é muito fácil. Quando essas pessoas chegam próximo de você, o único assunto que elas sabem falar é de tragédia ou de outras pessoas, sempre em caráter destrutivo, não expressando nenhum sentimento de alegria ou felicidade.

Todas às vezes que essas pessoas se aproximavam de mim, elas carregavam todo sentimento bom que eu tinha e eu começava, instintivamente, a pensar igual a elas. Quantas vezes entrei em assuntos falando mal de terceiros e sempre esboçando minha opinião destrutiva e maliciosa. Todas às vezes me sentia culpado, afinal, eu não tinha autoridade para falar de ninguém e estava exercendo meu suposto papel de juiz para julgar as atitudes de terceiros sem saber seu real motivo. Foi então que eu entendi que, quantas vezes as pessoas questionaram as minhas ações e as minhas atitudes sem entenderem os meus motivos. Quantas vezes fui questionado de forma negativa pelas minhas explosões de raiva sem que ninguém soubesse que era consequência da dor provocada pela depressão e aquilo era meu pedido de ajuda. Então quem garante que a pessoa na qual estávamos tecendo comentários maldosos não está, naquele momento, pedindo ajuda também para que possa sair do mal que está vivendo. Muitas atitudes minhas foram motivadas por ódio, rancor, raiva da situação na qual estava vivendo e as pessoas não entendiam.

Entendi que algumas pessoas despertavam o que de pior tinham de mim, não deixando tempo suficiente para que eu curasse a ferida. Por isso, recomendo que se perdoe e que se deixe aquele sentimento ir embora. A partir desse momento, tomei uma atitude que foi uma das melhores da minha vida: afastei de pessoas negativas. Não precisei ser ignorante ou tratar com rancor essas pessoas, apenas tive o melhor comportamento de todos: distanciei-me. Quando você afasta de pessoas negativas, você para de ser influenciado pela energia negativa que aquelas pessoas têm e começa realmente a enxergar qual o seu verdadeiro propósito. Para te ajudar a entender, você é a média das cinco pessoas que mais convive, então, observe as cinco pessoas que mais se aproximam de você, as atitudes e conversas delas e pode ter certeza que você também vai estar praticando essas mesmas atitudes.

Quando a gente muda o nosso jeito de ver e decide afastar de pessoas negativas, a positividade começa a aparecer juntamente com uma grande vontade de aproveitar a vida. Quando isso acontece com você, sua energia muda e começa a entrar em sintonia com pessoas que tem a mesma energia positiva, que possivelmente tenha afastado de você, justamente por causa da sua negatividade. São pessoas que têm um poder de tornar o dia melhor.

E, nesse processo de afastamento, é perfeitamente normal receber críticas ou questionamentos das suas antigas companhias, dizendo que você está diferente e esquisito, mas faz parte do processo de mudança e melhoria. É importante você perceber que a mudança ocorre gradualmente e muitas vezes tentamos fazer com que essas pessoas com quem convivíamos mudem a sua forma de pensar também, mas assim como percebi, a transformação só ocorre quando é motivada pelo querer. Quando percebi que não conseguia mudá-las, então era o momento de realizar a mudança em mim e afastar.

Hoje, quando relembro do passado, agradeço imensamente o momento em que eu resolvi tomar essa decisão, pois no momento que afastei dessas pessoas e, consequentemente, mudei minha atitude, minha vida começou a entrar para o trilho da prosperidade e comecei a alcançar o que eu chamo de Felicidade Plena.

Método 15 – Afaste de Notícias Negativas

Expandindo o método anterior, a partir do momento em que eu consegui afastar de pessoas negativas e aquilo se tornou um hábito para mim, eu decidi melhorar ainda mais minhas atitudes, acabando de vez com tudo aquilo que me influenciava negativamente. Foi quando percebi que estava alienado pela TV assistindo noticiário em todos os momentos chaves da vida. Quando acordava de manhã, a primeira coisa que eu fazia era ligar a TV e ver o noticiário do dia, o mesmo acontecia no horário de almoço e à noite. Sempre que chegava em casa, ligava a TV, estava passando o jornalismo.

Foi então que entendi que todos os noticiários que eu assistia só traziam notícias ruins. Todos eles só tratavam de assassinatos, mortes e estupros que tornava meu dia cada vez pior. Notei que, da mesma forma com as pessoas negativas, as notícias negativas também drenavam energia do meu dia e eu não era obrigado a ver aquilo. Foi, então, que tomei a decisão de mudar completamente minha forma de pensar e abandonei completamente todo tipo de notícia negativa que poderia mudar o meu dia.

Façam uma reflexão comigo quando você liga a TV e assisti uma notícia negativa de um algo que aconteceu, que está distante fisicamente de você, o que você pode fazer para ajudar? A resposta com certeza vai ser nada. Uma vez uma pessoa me fez uma afirmação, que me fez refletir. Ela disse que tinha que assistir noticiários para estar por dentro de tudo que acontece no mundo. Assim, após um momento de reflexão, falei para ela que não pretendia realizar nenhum teste escrito de concurso para necessitar saber de tudo de ruim que estava acontecendo. Notei que, quando assistia essas notícias, tinha a sensação que o mundo era algo ruim e sombrio, até perceber que só via o lado negro. Mas, por outro lado, existem inúmeras pessoas boas, de ações de ajuda e positivas, que são simplesmente "esquecidas" pela mídia.

Para você que está no processo de recuperação da depressão ou de algum tipo de transtorno, a minha recomendação é que se afaste também desse tipo de notícias, pois nenhum bem ela vai te trazer. Lembrei de um dia, em que estava assistindo o jornal de manhã e uma notícia me marcou muito naquela época. Um pai que havia estuprado a filha de três anos. Aquilo acabou com meu dia, pois eu fiquei imaginando o momento de dor daquela família até perceber que eu não poderia fazer nada pela questão, então eu comecei a pensar, porque que eu me obrigava a ver aquilo. Nesse momento, percebi um dos maiores segredos da vida: a vida tinha sim ações positivas e que ninguém estava vendo.

Se sua mentalidade é ver notícias negativas para se preparar para possíveis situações que podem ocorrer na sua vida, quero te dizer que nunca estaremos preparados e que essa atitude apenas faz de você um prisioneiro da própria mente. São as energias positivas que devemos trabalhar para cercar nossa vida, cultivando a positividade para que, quando uma energia negativa vier atingir, eu não esteja tão abalado quanto uma pessoa que só vive na negatividade.

Método 16 – Meditação

No momento da minha mudança, eu li muitos livros e comecei a seguir muitas pessoas no Instagram que falava de situações boas e notei que todas elas, sempre mencionavam a prática da meditação, então fui buscar informações relacionadas, significados e práticas de meditação.

Minha conclusão sobre meditar é você possa tirar alguns minutos do seu dia para poder restabelecer e reorganizar todas as informações que estão no seu cérebro.

Meditar não é esvaziar sua mente e não pensar em nada, muito pelo contrário, meditar é poder se concentrar em pontos da sua vida e trabalhar para melhorar ainda mais. Comecei a buscar a prática da meditação por meio de vídeos e informações de pessoas confiáveis e, aos poucos, eu me envolvi na meditação.

No primeiro dia, comecei a fazer com o intuito de esvaziar a mente e é claro que foi um fracasso. Conseguir controlar a mente e fazê-la não pensar em nada é somente após muitos anos de prática e para grandes sábios. Para falar a verdade, esse não era meu intuito naquele momento. Busquei na prática da meditação a capacidade de controlar minhas emoções e buscar melhorar a forma como recebia e armazenava as situações do dia a dia.

Para ter sucesso, resolvi buscar métodos de meditação guiada e encontrei um canal no youtube, que recomendo a todos, que se chama Yoga Mudra. Esse canal me ajudou muito durante o meu período de aprendizado e a começar a organizar o meu cérebro, colocando as informações corretas nos seus devidos lugares, ressignificar muitas cenas e emoções e poder me concentrar naquilo que estava me atrapalhando, conseguindo desenvolver a capacidade de melhorar e maximizar as sensações boas.

A meditação me ajudou a controlar um sentimento que estava com maior dificuldade: a raiva. Durante muitos dias no meu processo de melhoria a válvula de escape da depressão que fazia com que ela manifestasse controle sobre mim era a raiva. Muitas vezes, sem motivo aparente, o nervosismo tomava conta de mim, fazendo-me falar absurdos a terceiros, mas quando isso passava, eu sempre me sentia culpado por tudo. Entendi que esse poderia ser a atitude que colocaria todo meu projeto de melhoria a perder, de fazer com que a depressão tomasse conta de mim novamente. Foi então, com a prática da meditação, que eu pude ter o controle dessa raiva e, posteriormente, resolver todas as questões que faziam com que ela aparecesse e, consequentemente, não ter motivos para fazê-la aparecer, novamente.

Hoje, desenvolvi uma prática pessoal de meditação. Não, apenas, ficar sentado em posição específica, ouvindo uma música ou em silêncio. Meditar é a todo o momento, quando você fecha os olhos e faz uma oração. Meditar é você falar com Deus pedindo orientação ou lhe fazendo perguntas. Meditar é estar em silêncio, rezando pelas pessoas que você ama. Meditar é você poder tirar aqueles minutos, ouvindo uma música boa e poder analisar todos os aspectos da sua vida, ou seja, analisar e ver tudo aquilo que está melhorando e tudo aquilo que você pode melhorar. É muito além do que a gente conhece. Então, a você que está lendo este livro, recomendo que inicie a prática da meditação para que possa aos poucos, reorganizar, concentrar e mudar aquilo que não está agradando você. Aproximar ainda mais da Felicidade Plena, vivendo e não sobrevivendo.

Método 17 – Conectar com pessoas ou grupos

Após essas práticas, eu comecei a me sentir cada vez mais forte, pois estava conseguindo controlar meu cérebro, fazendo gestão das minhas emoções e gerando energia suficiente para recomeçar a minha vida. Sabia que seria o momento de buscar apoio para sair cada vez mais rápido, então comecei a buscar pessoas que estavam na mesma sintonia.

Quando nos conectamos com pessoas que estão no mesmo propósito, o compartilhamento de energia é tão surpreendente que ambos conseguem aumentar a energia e buscar melhoraria naquilo que mais aflige. Busque pessoas que tenha o mesmo pensamento positivo, conecte com elas, pois sozinho, conseguimos atingir nossos objetivos, mas juntos fazemos isso muito mais rápido. Quando estamos acompanhados com pessoas que têm o mesmo propósito, as situações fluem muito mais rápido e você consegue atingir muito mais longe bem mais rápido, por isso comecei a buscar grupos, projetos, cursos e ações onde tinham pessoas que estavam na mesma sintonia e, pode acreditar que, quando você entra nesse momento de mudança você atrai esse tipo de pessoa.

Eu sempre gosto de comparar isso com mulheres grávidas. Toda mulher que já passou por uma gravidez vai saber do que estou falando. Quando a mulher engravida, para todo lado que olha, sempre vai ver mulheres grávidas. Quando você compra um determinado tipo de carro você passa a olhar ao seu redor, sempre vê o mesmo modelo de carro, isso porque seu foco muda e sua sintonia, também. Quando começamos a mudar, percebemos pessoas que também estão mudando, que até então não tínhamos observado e temos a possibilidade de conectar com elas. Esse momento de mudança é importante, porque você começa a receber dessas pessoas as boas energias que estão emitindo e, consequentemente, você começa a fornecer também para essas pessoas a sua energia. Surge o compartilhando de ideias e o compartilhando de momentos, fazendo com que todos renovem a energia de mudança e fortaleçam entre si.

Recomendo que neste momento você comece a se conectar com pessoas, porque você ficará forte o suficiente para entender que já não é mais a mesma pessoa que era. Que pode até surgirem lapsos de momentos ruins, mas a sua habilidade em cuidar deles e fazê-los desaparecer será muito mais rápido e eficiente. O entendimento da Felicidade Plena já está mais próximo e você já consegue até senti-la por alguns segundos.

Método 18 – Transbordo

Para as pessoas que trabalham na educação em algum momento você já falou ou já escutou alguém falar assim aprendi muito mais quando ensinava. Isso é uma verdade absoluta, nós aprendemos muito mais quando transferimos a informação a outras pessoas. Aprendi que conhecimento é uma das poucas coisas que se perde quando se guarda. Afirmo que você nesse momento, se executou as atividades diariamente, você já está apto a transbordar toda energia positiva que você aprendeu nesses dias.

Imagine uma caixa d'água de 50 mil litros recebendo 70 mil litros de água, você percebe que em algum momento ela vai transbordar, derramando a água para todos os lados, pois não consegue segurar a abundância e, esse, é um dos maiores segredos da vida. Quando você se conecta com a maior fonte de todas, que é Deus, recebe toda a informação possível, porque você se torna apto para transbordar essa informação, transbordar o seu conhecimento. Nesse momento, o que eu estou fazendo hoje mostrando para as pessoas que ao sair da depressão, você aprende muito mais do que ensina.

Sinto-me muito mais feliz quando pessoas entram em contato comigo e me fala o que conseguiram mudar, sentir na prática o que meus vídeos o meu livro estão conseguindo atingir, fazendo a diferença no mundo. Assim, a minha felicidade que já é plena se torna maior ainda, porque eu consegui atingir o que eu sempre desejei. E quando transbordo esse conhecimento que há em mim, eu consigo receber ainda mais, então o 70 mil litros que estou recebendo muda para 100 mil litros na caixa de 50, dobrando tudo aquilo e repassando para as pessoas.

Então para você agora que seguiu todos esses passos e que realmente executou as tarefas, chegou o momento começar a ajudar as pessoas que estão ao seu redor, com informações, com palavras, com ajudas, seja ela qual for, pois as pessoas são carentes de informação; as pessoas são carentes de ajuda; as pessoas estão carentes daquilo que você agora tem de sobra. Quando você começa a transbordar, você se sente mais fortalecido, pois você ensina aquilo que você está aprendendo. Não espere ser um especialista para começar a ensinar, não espere aprender a correr para começar a andar, pois como eu disse o conhecimento é uma das poucas coisas que se perde quando você guarda, então não guarde, ajude as pessoas, faça a diferença no mundo que cada vez mais você se vai sentir o que eu sinto hoje, cada vez mais você vai se sentir melhor, cada vez mais você vai se sentir vivo e cada vez mais você quer viver esta vida. Saiba que, quando o operário se sente pronto, o trabalho aparece.

Método 19 - Objetivos

Chegou o momento de você fazer aquilo que achava que nunca mais ia conseguir fazer, que é traçar os objetivos da sua vida, os pontos que você quer alcançar. Chegou o momento de planejar o seu futuro, porque você agora está apto a isso, você está apto a entender que existe uma vida melhor; você está apto a enxergar que a vida estava te esperando com as portas abertas para possa entrar e aproveitar ao máximo. Agora vai poder planejar tudo aquilo que não havia planejado até o presente momento.

Eu aprendi a buscar todo ponto positivo nas situações ruins que aconteceram e um dos pontos positivos que eu encontrei na depressão é que ela me transformou em uma outra pessoa. Em alguém cheio de objetivos, metas e realizações.

E é essa nova pessoa que eu quero que você se transforme. Trace os objetivos que você quer alcançar, mas sendo essa nova pessoa. Trace aquilo que você realmente quer fazer e não te seja obrigado, que te traga alegria, que te traga felicidade e seja bom nisso, porque quando fazemos aquilo gostamos, tornamos o dia muito melhor. Surge o prazer naquilo que fazemos. No meu caso, sempre gostei de comunicar com pessoas, de falar e poder ajudar as pessoas e hoje é isso que eu estou fazendo. Passei por uma situação ruim, entendi a situação, aceitei, melhorei e hoje eu agradeço, por mais absurdo que seja o que eu vou falar para você, hoje eu agradeço a todo momento a depressão que eu tive, porque com ela eu consegui lidar, consegui fazer com que ela virasse o combustível para mudar radicalmente a minha vida. Ela me mostrou a vida que eu estava levando, a vida que eu não queria mais e destruiu tudo. E na verdade, os alicerces que sobravam daquele antigo eu, ajudei a destruir para que pudesse reconstruir uma nova pessoa, quem hoje eu sou. E é isso que você precisa fazer. Reconstruir a nova pessoa que você pode ser, colocando as metas que quer atingir, os desejos que sempre reprimiu que te faziam feliz.

O que você gosta de fazer? Tocar música? Toque música! Cantar? Cante! Falar com as pessoas? Fale! Mas faça aquilo que você gosta de fazer, pois a vida que te obrigou a fazer as coisas que não gostava e resultou a vida que tem hoje. Se você está lendo esse livro é porque você se identificou com depressão, você está com depressão ou convive com pessoas com depressão e quer ajudar. Se esse for o caso, abandone tudo que te obrigou a levar a vida que você levava antes que fizeram que você conviva com a depressão e mude radicalmente a sua vida. Torne-se a pessoa que você queria ter sido. Ainda há tempo! Encontre aquilo que você gosta de fazer e coloque como objetivo de vida.

Deus faz a parte dele, coloca meios para que isso aconteça e você vai ver que a sua vida a todo o momento estava fadada aquilo que você não queria, porque acreditava que era a única forma, mas na verdade, existem muitas outras formas de você trilhar esse caminho. Então busque o seu caminho, lute por ele e faça acontecer.

Método 20 – Mudança de Hábitos

Para você que me acompanhou, neste momento, chegamos ao nosso penúltimo método utilizado, significa que você está quase pronto para alçar seu voo mais espetacular. E se você praticou as atividades, a mudança já começou a acontecer e com certeza, você já sente isso. Então eu te recomendo agora, abandone todos os hábitos que não te fizeram bem na vida, todas as práticas negativas e desnecessárias. Você já aprendeu o caminho das pedras, que tudo aquilo que não nos faz bem, podemos mudar e uma forma de fazer acontecer é atribuir um novo habito e repeti-lo incessantemente por 21 dias.

A partir daí você ensina seu cérebro como se comportar e ele atribui esse novo aprendizado para o modo automático. Quando você completar os 21 dias aquilo vai ser natural e para de ser feito por obrigação.

Se forem várias mudanças que decidiu fazer, execute-as, passo a passo. Selecione as mais graves e impactantes e mude-as primeiro, repetindo depois para as demais. Se não consegue mudar tudo de uma vez até porque ficaria muito pesado mude um por um, selecione tudo que te faz mal.

Quando você fizer a primeira e vê que tudo mudou para melhor, você não vai querer parar mais. Então faça mude e seja feliz!

Método 21 – Seja feliz

Chegamos então nosso último método, que propositalmente deixei para o fim, pois é aquilo que temos que alcançar e que, neste momento, estamos prontos para fazer isso.

Deus deixou a disposição para todos. A conquista da Felicidade Plena para que possamos aproveitar e ver que existe no mundo muito melhor; existe no mundo feliz; existe um mundo pronto para que você possa aproveitar sem limite e é esse que eu quero passar para você.

Não desperdice seu tempo com pequenas coisas, com situações que vão te tirar no caminho. Busque viver uma vida única, no agora, para que possa proporcionar uma infinidade de belezas e alegrias, pois isso depende somente de você. Não terceirize a sua felicidade, colocando-a nas costas de outras pessoas, não desperdice sua energia com pessoas negativas, não deixe que notícias negativas tirem a sua paz.

Realize as tarefas que possam proporcionar uma vida melhor e se for necessário destruir tudo que aprendeu, mas que te fizeram mal, coloque uma bomba e exploda tudo e reconstrua tudo com a ajuda daquele que nunca desistiu de você que é Cristo.

Não seja o tipo de pessoa que coloca agouro na própria felicidade. Aquelas pessoas que acreditam que se estão felizes é porque uma coisa ruim vai acontecer. Não atraia isso para a sua vida. Se você estiver feliz, deseje permanecer nela e curta a vida, cada segundo, pois eles são únicos.

A Felicidade Plena é o que eu desejo para você, então se você ainda não iniciou a prática desse livro, se você ainda não fez as atividades que nele foram propostos o que eu te recomendo é que faça, porque o caminho da felicidade é certo.

Estou muito satisfeito de poder ter escrito este livro que faz parte de mais um exemplo do que a Felicidade Plena é capaz de fazer. Estou muito contente em saber que as linhas estão se encerrando e que muitos outras virão, pois quando nos motivamos a fazer aquilo que gostamos, não há nada que nos faça parar. De todo meu coração, desejo a você que esteja terminando de ler esses métodos, seja muito, mas muito feliz, por que a sua felicidade depende exclusiva, única e definitivamente de você.

Não é o fim, apenas um recomeço.

www.ingramcontent.com/pod-product-compliance
Lightning Source LLC
Chambersburg PA
CBHW030349290526
45785CB00004B/1672